Améliorer l'élasticité du buste : un guide complet sur la forme physique des seins

Margaret Holden

2

Table des matières

Chapitre 1
Introduction

Dans le domaine de la beauté et du bien-être, le désir d'une santé physique et d'une apparence optimales est une aspiration partagée. Ce guide complet se concentre sur un aspect spécifique du bien-être qui revêt une importance pour de nombreuses personnes - l'élasticité du buste. Ce chapitre d'introduction prépare le terrain pour notre voyage dans la compréhension de l'importance d'améliorer l'élasticité du buste, d'explorer la science sous-jacente et de découvrir des moyens efficaces d'obtenir et de maintenir des seins plus sains et plus résistants.

L'importance de l'élasticité du buste :

Les seins ne sont pas seulement un symbole de féminité, ils jouent également un rôle essentiel dans le bien-être physique et émotionnel. L'élasticité du buste, la capacité du tissu mammaire à s'étirer et à rebondir, est un facteur clé pour maintenir l'apparence jeune et la fonctionnalité des seins. Il influence des aspects allant de la posture et du confort à la confiance en son corps et à la santé globale. En tant que tel, comprendre comment améliorer et préserver l'élasticité du buste n'est pas seulement une question d'esthétique, mais aussi de promotion des soins personnels et de la positivité corporelle.

Un voyage dans la science :

Pour vraiment saisir le concept d'élasticité du buste, nous nous penchons sur les fondements scientifiques qui façonnent la santé des seins. Nous explorons le réseau complexe de fibres de collagène et d'élastine qui contribuent à la fermeté des seins, les influences hormonales qui ont un impact sur la structure des tissus et le rôle de la génétique dans la détermination des caractéristiques du buste. En démêlant la science, nous nous dotons des connaissances nécessaires pour prendre des décisions éclairées concernant la santé de notre buste.

Bien-être holistique et élasticité du buste :

Ce guide adopte une approche holistique de la forme physique du buste, reconnaissant l'interdépendance des facteurs physiques, émotionnels et liés au mode de vie. Il met l'accent sur l'importance de la nutrition, de l'exercice, des soins de la peau, de la posture et de la gestion du stress pour favoriser l'élasticité du buste. En reconnaissant les différents composants qui contribuent à la santé du buste, nous obtenons une boîte à outils complète pour maintenir un bien-être complet.

Un parcours personnalisé :

Le corps de chaque individu est unique et il n'y a pas d'approche unique pour améliorer l'élasticité de la poitrine. Tout au long de ce guide, nous explorerons des exercices personnalisables, des conseils diététiques et des pratiques d'auto-soins qui peuvent être adaptés à vos besoins et préférences spécifiques.

Que vous cherchiez à prévenir l'affaissement, à réduire les vergetures ou simplement à promouvoir une poitrine plus saine, ce guide vise à vous fournir les outils et les informations nécessaires pour vous lancer dans un voyage personnalisé vers une meilleure élasticité de la poitrine.

Dans les chapitres qui suivent, nous approfondirons la science, les stratégies et les conseils pratiques qui peuvent vous permettre de prendre soin de manière proactive de la santé de votre buste. De la compréhension du rôle du collagène à la découverte d'exercices efficaces et de routines de soins de la peau, notre exploration vous fournira les connaissances et la confiance nécessaires pour vous lancer sur la voie d'une élasticité optimale du buste et d'un bien-être général.

Chapitre 2 : La science derrière l'élasticité du buste

La beauté et la fonctionnalité des seins sont intimement liées à leurs structures biologiques sous-jacentes. Dans ce chapitre, nous approfondirons les fondements scientifiques de l'élasticité du buste - la qualité remarquable qui permet au tissu mammaire de s'étirer, de s'adapter et de retrouver sa forme d'origine. En comprenant les processus physiologiques et les facteurs qui contribuent à l'élasticité du buste, nous comprenons comment soutenir et améliorer cet aspect essentiel de la santé des seins.

Collagène et élastine : les architectes de l'élasticité

Au cœur de l'élasticité du buste se trouve un duo dynamique de protéines : le collagène et l'élastine. Le collagène fournit un soutien structurel au tissu mammaire, tandis que l'élastine confère résilience et flexibilité. Ensemble, ils forment un réseau de fibres qui confèrent fermeté et capacité de recul aux seins. Nous explorerons comment ces protéines interagissent et comment leur présence dans le tissu mammaire contribue à la nature souple et résiliente du buste.

**** Hormones et santé du buste ****

Les hormones jouent un rôle central dans la formation des seins tout au long des différentes étapes de la vie. Nous découvrirons comment les hormones, telles que l'œstrogène et la progestérone, influencent le développement, la taille et l'élasticité des seins. Les fluctuations hormonales, qui se produisent pendant la puberté, les menstruations, la grossesse et la ménopause, peuvent avoir un impact sur la composition et la structure du tissu mammaire. En comprenant ces changements hormonaux, nous pouvons apprécier leurs effets sur l'élasticité du buste et explorer des stratégies pour optimiser l'équilibre hormonal.

****Caractéristiques génétiques et buste****

Notre constitution génétique contribue de manière significative aux caractéristiques uniques de nos seins. Certains gènes influencent la taille, la forme et l'élasticité des seins. Nous nous plongerons dans les facteurs héréditaires qui déterminent les caractéristiques du buste et examinerons comment la génétique se recoupe avec les choix de mode de vie et les influences environnementales. Comprendre les fondements génétiques de la santé du buste nous permet de prendre des décisions éclairées pour soutenir et maintenir l'élasticité du buste.

****La durée de vie de l'élasticité du buste****

L'élasticité du buste n'est pas une qualité statique mais une caractéristique dynamique qui évolue dans le temps. Nous explorerons comment des facteurs tels que le vieillissement, les fluctuations de poids et la grossesse peuvent avoir un impact sur la capacité d'étirement et de rétraction du tissu mammaire. Au fur et à mesure que nous comprenons comment le passage du temps affecte l'élasticité de la poitrine, nous pouvons explorer des stratégies proactives pour la préserver et l'améliorer à travers les différentes étapes de la vie.

L'interaction entre la nutrition et la santé du buste

La nutrition est la pierre angulaire de la santé globale et son impact s'étend à l'élasticité du buste. Nous discuterons des nutriments essentiels à la production de collagène et d'élastine, ainsi que des aliments qui favorisent la santé et la vitalité des tissus. En comprenant le rôle de la nutrition dans le soutien de l'élasticité du buste, nous nous donnons les moyens de faire des choix alimentaires qui contribuent à la santé à long terme de nos seins.

** Exploiter la science pour les soins du buste **

Au fur et à mesure que nous parcourons les subtilités de la science derrière l'élasticité du buste, nous acquérons une meilleure appréciation de la complexité du tissu mammaire et de sa réactivité aux influences internes et externes. Armés de ces connaissances, nous sommes mieux équipés pour faire des choix de vie éclairés, nous engager dans des exercices ciblés et adopter des pratiques de soins de la peau qui nourrissent et améliorent l'élasticité du buste. Ce chapitre sert de base aux stratégies pratiques que nous explorerons dans les chapitres suivants, offrant une compréhension scientifique de la façon de prendre soin et de promouvoir l'élasticité de votre buste.

Chapitre 3 : Nutrition pour la santé du buste

Dans ce chapitre, nous nous concentrons sur le rôle vital que joue la nutrition dans le soutien et le maintien de la santé et de l'élasticité du buste. Tout comme une alimentation équilibrée contribue au bien-être général, des nutriments et des choix alimentaires spécifiques peuvent avoir un impact profond sur la résilience, le tonus et l'apparence des tissus mammaires. En comprenant les principaux nutriments impliqués et en prenant des décisions alimentaires éclairées, nous pouvons de manière proactive entretenir la santé de notre buste de l'intérieur.

**** Nutriments essentiels pour l'élasticité du buste ****

Certains nutriments sont particulièrement cruciaux pour maintenir la santé des fibres de collagène et d'élastine dans le tissu mammaire. Nous explorerons l'importance des nutriments comme la vitamine C, qui aide à la production de collagène, et la vitamine E, qui agit comme un antioxydant pour protéger les tissus contre les dommages. Les minéraux tels que le zinc et le cuivre jouent un rôle essentiel dans la réparation et l'entretien des tissus. En incorporant ces nutriments essentiels à notre alimentation, nous pouvons favoriser l'élasticité et la vitalité de notre buste.

Aliments qui favorisent la production de collagène et d'élastine

Le dicton "vous êtes ce que vous mangez" est vrai lorsqu'il s'agit de soutenir l'élasticité du buste. Nous plongerons dans les aliments riches en nutriments générateurs de collagène, tels que les protéines maigres (par exemple, la volaille, le poisson, les haricots) et les légumes (par exemple, les poivrons, les légumes-feuilles). Les aliments riches en antioxydants, tels que les baies et les noix, contribuent également à la santé de la peau et des tissus. En choisissant une alimentation riche en ces aliments stimulant le collagène, nous pouvons optimiser les conditions d'un tissu mammaire sain.

L'hydratation et ses effets sur la santé du buste

Rester bien hydraté est souvent négligé, mais il est essentiel pour maintenir la santé de tous les tissus corporels, y compris les tissus mammaires. Nous explorerons le rôle de l'eau dans la promotion de la santé cellulaire et le maintien de l'élasticité de la peau. La déshydratation peut entraîner une sécheresse et une réduction de la souplesse de la peau, affectant potentiellement l'apparence et la santé du buste. En donnant la priorité à l'hydratation, nous soutenons la santé globale et le dynamisme de nos seins.

Nutrition pour l'équilibre hormonal

Les fluctuations hormonales peuvent avoir un impact sur la santé et l'élasticité du buste. Nous discuterons de la façon dont certains nutriments, tels que les acides gras oméga-3 présents dans les poissons gras, peuvent aider à réguler les niveaux hormonaux et à réduire l'inflammation. Équilibrer les hormones par des choix alimentaires peut contribuer à un environnement plus stable pour le tissu mammaire, affectant positivement son élasticité et son bien-être général.

**** Aliments anti-inflammatoires pour la santé du buste ****

L'inflammation chronique peut affecter la santé et l'élasticité des tissus. Nous explorerons le rôle des aliments anti-inflammatoires, tels que le curcuma, le gingembre et le thé vert, dans la réduction de l'inflammation et la promotion de la santé globale du buste. En incorporant ces aliments à notre alimentation, nous pouvons créer un environnement qui favorise la longévité et l'élasticité du tissu mammaire.

**** Créer un régime riche en nutriments pour la santé du buste ****

Construire un régime alimentaire qui favorise la santé du buste nécessite une approche holistique. Nous fournirons des conseils sur la création de repas bien équilibrés qui incorporent une variété de nutriments nécessaires pour une élasticité optimale. En adoptant une gamme variée d'aliments riches en nutriments, nous pouvons maximiser les avantages pour notre buste et notre santé globale.

****Stratégies alimentaires à long terme pour l'élasticité de la poitrine****

La nutrition est un investissement à long terme dans la santé, et les choix que nous faisons aujourd'hui peuvent avoir un impact sur notre bien-être à l'avenir. Nous discuterons des stratégies alimentaires durables pour maintenir l'élasticité du buste dans le temps. En adoptant une alimentation équilibrée et riche en nutriments et en prenant des décisions diététiques conscientes, nous pouvons contribuer à la santé et à la vitalité durables de notre buste.

En explorant la relation entre la nutrition et la santé du buste, nous acquérons une meilleure compréhension de la façon dont nos choix alimentaires influencent l'élasticité et l'apparence de nos seins. En intégrant ces informations dans notre vie quotidienne, nous pouvons exploiter le pouvoir de la nutrition pour soutenir notre quête d'une meilleure élasticité du buste et d'un bien-être général.

Chapitre 4 : Exercices axés sur le buste

Dans ce chapitre, nous portons notre attention sur l'aspect physique de l'amélioration de l'élasticité du buste grâce à des exercices ciblés. Tout comme une activité physique régulière est bénéfique pour la santé globale, des exercices spécifiques peuvent aider à renforcer et à tonifier les muscles qui soutiennent la zone du buste. En incorporant une variété d'exercices axés sur le buste dans votre routine de remise en forme, vous pouvez favoriser l'engagement musculaire, l'amélioration de la posture et l'amélioration de l'apparence du buste.

Comprendre les muscles du buste

Avant de plonger dans les exercices, il est important de se familiariser avec les muscles qui contribuent au maintien et à l'apparence de la poitrine. Nous explorerons les muscles pectoraux, qui se trouvent sous les seins et jouent un rôle clé dans le maintien de la fermeté et de la portance des seins. Comprendre le fonctionnement de ces muscles fournira un contexte pour les exercices qui suivent.

Entraînements efficaces pour les muscles du buste

Nous allons plonger dans une gamme d'exercices qui ciblent spécifiquement les muscles pectoraux. Ces exercices peuvent inclure des pompes, des presses thoraciques, des haltères et des exercices avec des bandes de résistance. Chaque exercice sera expliqué en détail, mettant en évidence les groupes musculaires sollicités et la forme appropriée pour maximiser l'efficacité et la sécurité.

**** Incorporant l'entraînement en résistance pour la fermeté du buste ****

L'entraînement en résistance est un outil puissant pour améliorer l'élasticité du buste. Nous discuterons des avantages d'utiliser des poids ou des bandes de résistance pour défier les muscles et stimuler la croissance. En augmentant progressivement la résistance au fil du temps, vous pouvez progressivement améliorer la force et le tonus des muscles pectoraux, ce qui améliore le soutien et l'apparence du buste.

****Yoga et étirements pour la flexibilité du buste****

La flexibilité fait partie intégrante de la santé et de la posture du buste. Nous explorerons comment le yoga et les étirements peuvent favoriser la flexibilité et la mobilité de la poitrine, des épaules et du dos, des zones qui contribuent à l'apparence générale de la poitrine. Des étirements doux et des poses de yoga peuvent aider à prévenir les tensions musculaires et à améliorer la circulation, en soutenant l'élasticité du buste.

****Création d'une routine d'exercices axée sur le buste****

Construire une routine d'exercice bien équilibrée qui cible les muscles du buste nécessite une planification minutieuse. Nous discuterons de la façon de structurer vos entraînements pour incorporer des exercices axés sur le buste aux côtés des entraînements cardiovasculaires et du corps entier. Une approche équilibrée garantit que vous abordez tous les aspects de la forme physique tout en donnant la priorité à la santé du buste.

**** Résultats progressifs de la formation et du suivi ****

Comme toute activité physique, la cohérence et la progression sont essentielles. Nous approfondirons le concept de surcharge progressive, où vous augmentez progressivement l'intensité de vos exercices au fil du temps. De plus, nous explorerons des méthodes pour suivre vos progrès et surveiller les changements dans l'apparence du buste, le tonus musculaire et la force globale.

**** Personnalisation de votre plan d'exercice ****

Chaque individu est unique et les préférences en matière d'exercice varient. Nous vous fournirons des conseils pour adapter votre programme d'exercices axé sur le buste à votre niveau de forme physique, vos objectifs et vos préférences. Que vous soyez débutant ou que vous ayez une expérience antérieure, la personnalisation garantit que votre programme d'exercices s'aligne sur votre cheminement personnel vers une meilleure élasticité du buste.

****Considérations de sécurité et précautions****

La sécurité de l'exercice est primordiale. Nous discuterons des considérations de sécurité courantes et des précautions à prendre lors des exercices axés sur le buste. Une bonne forme physique, des routines d'échauffement appropriées et l'écoute de votre corps sont des éléments essentiels d'un programme d'exercices sûr et efficace.

En vous plongeant dans des exercices axés sur le buste, vous découvrirez une gamme d'options pour renforcer et soutenir les muscles qui contribuent à l'élasticité du buste. En incorporant ces exercices à votre routine de remise en forme et en adoptant une approche holistique de la santé, vous pouvez vous lancer dans un voyage pour améliorer la force, l'apparence et la vitalité de votre buste.

Chapitre 5 : Maintenir une bonne posture

Dans ce chapitre, nous explorons le rôle important que joue une bonne posture dans la promotion de la santé du buste, de l'apparence et du bien-être général. Bien que souvent négligé, le maintien d'une bonne posture est essentiel pour prévenir les tensions sur les muscles et les ligaments qui soutiennent le buste. En comprenant l'importance de la posture et en incorporant des pratiques conscientes dans votre routine quotidienne, vous pouvez avoir un impact positif sur l'élasticité de votre buste et contribuer à un physique confiant et sain.

L'importance de la posture pour l'apparence du buste

Une bonne posture affecte non seulement votre apparence générale, mais a également un impact direct sur la façon dont votre buste est perçu. Nous verrons comment une mauvaise posture ou une mauvaise posture peut conduire à une présentation du buste moins qu'idéale, contribuant potentiellement à l'affaissement et à l'inconfort. En maintenant une posture droite, vous créez un environnement plus flatteur et favorable pour le buste.

Exercices pour améliorer la posture et l'alignement du buste
Nous explorerons une gamme d'exercices et d'étirements conçus pour améliorer votre posture et

aligner la colonne vertébrale. Ces exercices peuvent inclure des compressions d'omoplates, des replis du menton et des anges muraux. En engageant les muscles qui soutiennent une bonne posture, vous pouvez contrecarrer les effets d'une position assise prolongée et d'autres habitudes courantes qui contribuent à une mauvaise posture.

Ergonomie et santé du buste dans les activités quotidiennes

Au-delà de l'exercice, la façon dont vous effectuez vos activités quotidiennes - telles que s'asseoir, se tenir debout et travailler - a un impact significatif sur votre posture et la santé de votre buste. Nous discuterons des principes de conception ergonomique et de la manière de créer des environnements favorables qui encouragent une bonne posture. En apportant de petits ajustements à votre espace de travail et à vos habitudes, vous pouvez maintenir un mode de vie respectueux de la posture.

** Posture et confiance **

Une bonne posture affecte non seulement la santé physique, mais influence également votre état mental et émotionnel. Nous explorerons le lien entre la posture et la confiance, en expliquant comment se tenir debout et posséder son espace peut stimuler l'estime de soi et l'image corporelle. En reconnaissant le lien entre la posture et le bien-être émotionnel, vous pouvez cultiver une perception de soi positive qui rayonne de l'intérieur.

Intégrer les pratiques de posture dans la vie quotidienne

Nous vous fournirons des conseils pratiques et des stratégies pour intégrer des pratiques d'amélioration de la posture dans votre routine quotidienne. Des vérifications conscientes de la posture à la création de rappels pour vous-même, ces stratégies simples mais efficaces peuvent vous aider à développer des habitudes durables qui favorisent la santé du buste.

Changements liés à la posture et à l'âge

En vieillissant, le maintien d'une bonne posture devient de plus en plus important pour préserver l'élasticité du buste et prévenir l'affaissement. Nous discuterons de la façon dont les changements de posture et de tonus musculaire liés à l'âge peuvent avoir un impact sur la zone du buste et partagerons des stratégies pour contrer ces effets. En adoptant des pratiques améliorant la posture, vous pouvez naviguer dans le processus de vieillissement naturel avec grâce et confiance.

Bien-être holistique et posture

Une bonne posture fait partie intégrante du bien-être holistique. Nous explorerons comment la posture s'aligne sur d'autres éléments du bien-être, tels que la forme physique, la santé émotionnelle et les soins personnels. En reconnaissant l'interdépendance de ces aspects, vous pouvez adopter une approche globale du bien-être qui soutient l'élasticité et la vitalité globale de votre buste.

Entretien de la posture à long terme

Maintenir une bonne posture est un engagement à vie. Nous discuterons des stratégies pour maintenir une bonne posture à mesure que vous naviguez à différentes étapes de la vie, de l'adolescence à l'âge adulte et au-delà. En pratiquant constamment des techniques d'amélioration de la posture, vous pouvez assurer la santé et l'apparence de votre buste.

En plongeant dans le monde de la bonne posture, vous obtiendrez des informations précieuses sur la façon dont l'alignement de votre corps affecte la santé de votre buste et votre bien-être général . En incorporant des pratiques d'amélioration de la posture dans votre vie quotidienne, vous pouvez créer une base de soutien qui contribue à l'élasticité et au dynamisme à long terme de votre buste.

Chapitre 6 : Soin de la peau et élasticité du buste

Dans ce chapitre, nous nous concentrons sur les soins externes de la zone du buste à travers des pratiques de soins de la peau qui contribuent à maintenir son élasticité, sa souplesse et sa santé globale. Tout comme nous accordons la priorité aux soins de notre visage et de notre corps, la peau du buste nécessite de l'attention et des soins pour assurer sa vitalité et soutenir ses structures sous-jacentes. En comprenant les besoins uniques de la zone du buste et en adoptant des routines de soins de la peau efficaces, vous pouvez nourrir votre peau et améliorer son apparence.

Comprendre l'anatomie de la peau du buste

Avant de se plonger dans les pratiques de soin, il est essentiel de saisir les caractéristiques anatomiques de la peau du buste. Nous explorerons la structure et les caractéristiques de la peau du buste, y compris son épaisseur, son élasticité et sa sensibilité aux vergetures. La compréhension de ces facteurs donnera un aperçu des besoins spécifiques en soins de la peau de la zone du buste.

Choisir les bons produits de soin de la peau

Nous discuterons de l'importance de sélectionner des produits de soins de la peau appropriés qui répondent à la peau délicate du buste. Des nettoyants et hydratants aux sérums et écrans solaires, nous explorerons les ingrédients et les formulations qui favorisent la santé et l'élasticité de la peau. En faisant des choix éclairés, vous pouvez créer un régime de soins de la peau qui répond aux besoins uniques du buste.

**** Techniques de massage pour améliorer l'élasticité du buste ****

Un massage régulier peut jouer un rôle important dans le maintien de l'élasticité de la peau et l'amélioration de la circulation sanguine dans la région du buste. Nous approfondirons les techniques de massage qui stimulent la production de collagène, augmentent le drainage lymphatique et favorisent la santé globale de la peau. En intégrant ces techniques à votre routine, vous pouvez contribuer à la souplesse et à la vitalité du buste.

****Prévention des vergetures et du relâchement cutané****

Les vergetures et le relâchement cutané sont des préoccupations courantes dans la région du buste. Nous explorerons des stratégies pour prévenir et minimiser l'apparence des vergetures, ainsi que des techniques pour améliorer la fermeté de la peau. En adoptant une approche proactive des soins de la peau, vous pouvez réduire l'impact des facteurs qui contribuent aux changements cutanés au fil du temps.

Hydratation et hydratation pour la peau du buste

Une peau hydratée est plus résistante et élastique. Nous discuterons du rôle d'une bonne hydratation et de l'hydratation dans le maintien de la santé et de l'apparence du buste. Comprendre comment hydrater efficacement et retenir l'hydratation peut contribuer à un teint de buste plus jeune et plus éclatant.

Protection solaire et exposition aux UV

Les dommages causés par le soleil peuvent affecter l'élasticité et la santé de la peau. Nous explorerons l'importance de la protection solaire dans la zone du buste et discuterons des stratégies pour protéger votre peau des rayons UV nocifs. En adoptant des pratiques sans danger pour le soleil, vous pouvez aider à prévenir le vieillissement prématuré et à maintenir l'intégrité de la peau de votre buste.

Rituels de soins de la peau pour la santé du buste

Nous vous fournirons des conseils sur la création d'un rituel de soins de la peau complet qui intègre le nettoyage, l'exfoliation, le massage, l'hydratation et la protection solaire. Une routine de soins de la peau cohérente et adaptée aux besoins uniques de la région du buste peut contribuer à sa santé et sa vitalité à long terme.

Remèdes naturels et soins de la peau faits maison

Pour ceux qui s'intéressent aux approches naturelles, nous explorerons des recettes de soins de la peau et des remèdes maison qui peuvent être facilement préparés à la maison. Ces traitements naturels peuvent compléter votre routine de soins de la peau et fournir une alimentation supplémentaire à la peau du buste.

**** Maintenir la santé de la peau du buste ****

Enfin, nous discuterons des stratégies pour maintenir les avantages de vos efforts de soins de la peau au fil du temps. En pratiquant constamment des soins de la peau efficaces et en adaptant votre routine au besoin, vous pouvez soutenir l'élasticité et l'apparence de la peau de votre buste tout au long des différentes étapes de la vie.

En explorant le monde des soins de la peau pour la santé du buste, vous comprendrez comment les soins externes peuvent contribuer à l'élasticité et à la vitalité globales de la zone du buste. En intégrant ces pratiques de soins de la peau dans votre routine quotidienne, vous pouvez nourrir votre peau et contribuer à la santé et à l'apparence de votre buste à long terme.

Chapitre 7 : Facteurs liés au mode de vie et élasticité du buste

Dans ce chapitre, nous examinons comment divers facteurs liés au mode de vie influencent l'élasticité de la poitrine et la santé globale des seins. Nos habitudes, nos choix et nos comportements quotidiens jouent un rôle important dans la formation de l'état de notre corps, y compris la zone du buste. En comprenant l'impact des facteurs liés au mode de vie et en prenant des décisions conscientes, vous pouvez contribuer de manière proactive à la santé, à l'apparence et à la résilience à long terme de votre buste.

Le rôle de la nutrition dans le mode de vie

Nous revisitons le rôle central de la nutrition et son influence directe sur la santé du buste. Des aliments que nous consommons au moment de nos repas, nous explorerons l'impact des choix et des habitudes alimentaires sur la qualité des tissus mammaires, la production de collagène et l'élasticité globale. En adoptant une alimentation équilibrée et riche en nutriments, vous pouvez aligner vos habitudes alimentaires sur vos aspirations pour une santé optimale du buste.

Hydratation et style de vie

Une hydratation adéquate est cruciale non seulement pour la santé globale, mais aussi pour maintenir l'élasticité de la peau et prévenir le dessèchement. Nous discuterons de la façon dont les facteurs liés au mode de vie tels que l'apport hydrique, la consommation de caféine et la consommation d'alcool peuvent affecter les niveaux d'hydratation et, par conséquent, influencer la santé de la peau du buste et des tissus sous-jacents. En privilégiant l'hydratation, vous soutenez le dynamisme et l'élasticité de votre buste.

Activité physique et santé du buste

L'activité physique régulière est la pierre angulaire d'un mode de vie sain et a un impact direct sur l'élasticité du buste. Nous explorerons comment un mode de vie sédentaire et le manque d'exercice peuvent contribuer à l'affaiblissement des muscles, à une mauvaise circulation et à une posture compromise - des facteurs qui affectent l'apparence et le soutien du buste. En incorporant le mouvement et l'exercice dans votre routine quotidienne, vous pouvez améliorer le tonus musculaire, la circulation et la santé globale du buste.

Qualité du sommeil et élasticité du buste

Le sommeil est un processus réparateur qui affecte divers aspects de la santé, notamment l'élasticité et l'apparence de la peau. Nous discuterons de la relation entre la qualité du sommeil, la régénération cellulaire et le maintien d'un tissu mammaire sain. Des stratégies pour améliorer l'hygiène du sommeil et privilégier un sommeil réparateur peuvent contribuer à la santé à long terme de votre buste.

Gestion du stress et bien-être émotionnel

Le stress chronique peut avoir un impact profond sur le corps, y compris sur la poitrine. Nous approfondirons les effets des hormones du stress sur la production de collagène et d'élastine, ainsi que le potentiel d'habitudes induites par le stress, comme une mauvaise posture. Les stratégies de gestion du stress, telles que la pleine conscience, les techniques de relaxation et les pratiques de soins personnels, peuvent influencer positivement l'élasticité du buste et le bien-être général.

Consommation de tabac et d'alcool

Les choix que nous faisons concernant la consommation de tabac et d'alcool peuvent affecter de manière significative la santé et l'élasticité de la peau. Nous explorerons comment le tabagisme et la consommation excessive d'alcool peuvent épuiser la peau des nutriments essentiels, altérer la circulation et accélérer le vieillissement. Comprendre l'impact de ces substances sur la santé du buste peut vous motiver à faire des choix plus sains qui favorisent l'élasticité.

Gestion du poids et apparence du buste

Le maintien d'un poids santé est essentiel pour la santé globale et a des implications sur l'apparence du buste. Nous discuterons de la façon dont les fluctuations de poids, à la fois le gain et la perte de poids, peuvent avoir un impact sur l'élasticité de la peau et l'intégrité structurelle du tissu mammaire. En adoptant une approche équilibrée de la gestion du poids, vous pouvez favoriser la santé et la résilience à long terme de votre buste.

Facteurs environnementaux et choix de mode de vie

Des facteurs environnementaux externes, tels que l'exposition au soleil et la pollution, peuvent influencer la santé et l'élasticité de la peau. Nous explorerons comment les choix de style de vie, tels que le port d'un écran solaire et la minimisation de l'exposition aux polluants, peuvent protéger la zone du buste contre le vieillissement prématuré et maintenir sa vitalité.

**** Habitudes de vie durables pour l'élasticité de la poitrine ****

L'intégration d'habitudes de vie durables est essentielle pour maintenir les avantages dans le temps. Nous discuterons des stratégies pour créer des changements durables qui correspondent à vos valeurs et à vos objectifs. En adoptant des habitudes qui favorisent l'élasticité du buste et la santé globale, vous pouvez contribuer au bien-être à long terme de votre buste.

En naviguant dans le réseau complexe des facteurs liés au style de vie, vous comprendrez mieux comment vos choix quotidiens affectent l'élasticité et l'apparence de votre buste. En prenant des décisions éclairées et en adoptant une approche holistique du bien-être, vous pouvez créer un style de vie qui nourrit la santé et la vitalité de votre buste pour les années à venir.

Chapitre 8 : Soutiens-gorge et soutien de la poitrine

Dans ce chapitre, nous nous penchons sur le rôle essentiel que jouent les soutiens-gorge dans le soutien, le confort et le maintien de l'élasticité de la poitrine. Porter le bon type de soutien-gorge peut avoir un impact significatif sur la santé, l'apparence et le bien-être général des seins. En comprenant l'importance de la sélection, de l'ajustement et de l'entretien des soutiens-gorge, vous pouvez vous assurer que votre buste reçoit le soutien nécessaire pour maintenir son élasticité et sa vitalité.

L'importance d'un bon soutien du buste

Nous commençons par explorer pourquoi un bon soutien du buste est essentiel pour maintenir la santé et l'élasticité du tissu mammaire. Nous discuterons de la façon dont les soutiens-gorge aident à répartir le poids, à réduire la tension et à prévenir l'affaissement - des facteurs qui influencent directement l'apparence et le confort de la poitrine. En reconnaissant l'importance d'un soutien adéquat, vous pouvez prendre des décisions éclairées lors du choix des soutiens-gorge.

Types de soutien-gorge et leur impact sur la santé du buste

Nous nous pencherons sur différents types de soutiens-gorge, tels que les soutiens-gorge de sport, les soutiens-gorge à armatures et les soutiens-gorge sans fil, et discuterons de leurs avantages et considérations spécifiques pour le soutien de la poitrine. Nous explorerons comment chaque type de soutien-gorge affecte la circulation, les mouvements et la santé globale des seins. En comprenant les caractéristiques des différents soutiens-gorge, vous pouvez choisir les options les plus adaptées à vos besoins.

** Ajustement du soutien-gorge et élasticité du buste **

Un soutien-gorge bien ajusté est crucial pour fournir un soutien optimal et éviter une tension inutile sur le tissu mammaire. Nous vous guiderons tout au long du processus de recherche de la bonne taille de soutien-gorge, y compris les techniques de mesure et les signes d'un soutien-gorge mal ajusté. En portant des soutiens-gorge bien ajustés, vous pouvez minimiser le risque d'inconfort et les effets négatifs potentiels sur l'élasticité de la poitrine.

L'impact des soutiens-gorge de sport sur l'élasticité de la poitrine

L'exercice et l'activité physique nécessitent un soutien spécialisé pour maintenir la santé du buste pendant le mouvement. Nous discuterons de l'importance des soutiens-gorge de sport pour prévenir les rebonds excessifs et le stress sur le tissu mammaire. Nous verrons comment les soutiens-gorge de sport contribuent à maintenir l'élasticité de la poitrine pendant les entraînements et les activités.

**** Soutiens-gorge et amélioration de la posture ****

Des soutiens-gorge bien ajustés peuvent également avoir un impact positif sur la posture. Nous discuterons de la façon dont les soutiens-gorge avec un soutien adéquat peuvent favoriser une meilleure posture en répartissant le poids et en encourageant une position droite. Une meilleure posture peut contribuer à la santé du buste, à l'alignement général du corps et à l'apparence.

Choisir des soutiens-gorge pour différentes occasions

Différentes activités et tenues nécessitent différents types de soutiens-gorge. Nous fournirons des conseils sur la sélection de soutiens-gorge appropriés pour diverses occasions, du port quotidien aux événements spéciaux, et discuterons de la façon dont ces choix peuvent influencer la santé et le confort de la poitrine. En ayant une gamme de soutiens-gorge qui répondent à différents besoins, vous pouvez assurer un soutien et un confort constants.

Entretien et longévité du soutien-gorge

Maintenir la qualité et la fonctionnalité de vos soutiens-gorge est essentiel pour un maintien continu de la poitrine. Nous partagerons des conseils pour un bon entretien du soutien-gorge, y compris les considérations de lavage, de stockage et de durée de vie. En prenant soin de vos soutiens-gorge, vous pouvez vous assurer qu'ils assurent un maintien fiable et contribuent à l'élasticité de votre buste sur le long terme.

** Embrasser le temps sans soutien-gorge **

Bien qu'un bon maintien du soutien-gorge soit crucial, il existe des cas où l'absence de soutien-gorge peut être bénéfique. Nous explorerons l'importance de laisser votre buste respirer et les avantages potentiels de ne pas porter de soutien-gorge pendant de courtes périodes. En trouvant un équilibre entre le port d'un soutien-gorge de soutien et le temps sans soutien-gorge, vous pouvez contribuer à la santé et au confort de votre buste.

Choix de style de vie et de soutien-gorge

Nous discuterons de la manière dont les facteurs liés au style de vie, tels que le niveau d'activité, les préférences vestimentaires et le confort, devraient guider vos choix de soutien-gorge. En alignant votre sélection de soutiens-gorge avec vos activités quotidiennes et vos préférences, vous pouvez assurer un soutien constant et approprié qui favorise l'élasticité de la poitrine et le bien-être général.

En naviguant dans le monde des soutiens-gorge et du soutien de la poitrine, vous comprendrez mieux comment le choix et l'ajustement des soutiens-gorge contribuent à l'élasticité, au confort et à l'apparence de votre poitrine. En sélectionnant des soutiens-gorge qui offrent le bon soutien à vos besoins et en en prenant soin, vous pouvez maintenir la santé et la vitalité de votre buste pour les années à venir.

Chapitre 9 : Remèdes naturels et suppléments à base de plantes

Dans ce chapitre, nous explorons le domaine des remèdes naturels et des suppléments à base de plantes en tant que contributeurs potentiels à la santé et à l'élasticité du buste. Les remèdes naturels et les herbes sont utilisés depuis des siècles pour promouvoir le bien-être et répondre à divers problèmes de santé. Nous examinerons comment certaines plantes, herbes et substances naturelles sont censées influencer la santé du buste et offrirons un aperçu de leurs avantages et considérations potentiels.

Explorer la tradition des herbes

Nous commençons par nous plonger dans l'utilisation historique et culturelle des herbes et des remèdes naturels pour la santé et la beauté. Nous discuterons de la façon dont diverses cultures ont adopté les traditions à base de plantes et les ont intégrées dans les pratiques quotidiennes. Comprendre les racines de l'herboristerie fournit un contexte pour explorer leur rôle potentiel dans le maintien de la santé du buste.

Herbes et plantes pour la santé du buste

Nous explorerons des herbes et des plantes spécifiques qui sont traditionnellement associées au soutien de la santé et de l'élasticité des seins. Les exemples peuvent inclure le fenugrec, le fenouil, le trèfle rouge, l'igname sauvage et le palmier nain. Nous discuterons des mécanismes potentiels par lesquels ces herbes peuvent avoir un impact sur l'équilibre hormonal, la production de collagène et le bien-être général des seins.

Bénéfices potentiels des suppléments à base de plantes

On pense que certains suppléments à base de plantes contribuent à la santé et à l'élasticité des seins grâce à leurs propriétés uniques. Nous discuterons de la manière dont ces suppléments peuvent interagir avec le corps et influencer des facteurs tels que la régulation hormonale, la circulation et le soutien des tissus. En comprenant les avantages potentiels, vous pouvez prendre des décisions éclairées sur l'incorporation de suppléments à base de plantes dans votre routine.

Considérations et sécurité

Bien que les remèdes à base de plantes offrent des avantages potentiels, il est important de les aborder avec prudence et vigilance. Nous discuterons de considérations telles que la posologie, les interactions avec les médicaments et les effets secondaires potentiels. Il est conseillé de consulter un professionnel de la santé avant d'introduire des suppléments à base de plantes pour s'assurer de leur compatibilité avec votre profil de santé individuel.

Soutien nutritionnel des tisanes

Les tisanes peuvent fournir un moyen apaisant et nourrissant d'incorporer des herbes dans votre routine. Nous explorerons les tisanes connues pour leurs avantages potentiels pour la santé des seins, telles que la racine de pissenlit, la feuille de framboisier rouge et le thé au fenugrec. Ces thés offrent un moyen agréable et hydratant d'adopter un soutien à base de plantes.

** Remèdes à base de plantes et applications topiques de bricolage **

Nous vous fournirons des conseils sur la préparation et l'utilisation de remèdes à base de plantes maison, tels que des huiles ou des crèmes infusées à base de plantes, pour une application externe sur la zone du buste. Ces traitements topiques peuvent nourrir et hydrater la peau, contribuant à son élasticité et à sa santé globale.

** Équilibrer les approches à base de plantes avec d'autres stratégies **

Les remèdes à base de plantes peuvent compléter d'autres facteurs liés au mode de vie que nous avons explorés dans les chapitres précédents. Nous discuterons de la façon dont le soutien à base de plantes peut s'aligner sur des pratiques telles que les soins de la peau, l'exercice et une bonne posture. En intégrant des remèdes à base de plantes dans une approche globale, vous pouvez créer un régime complet qui aborde divers aspects de la santé du buste.

**** Adopter le bien-être holistique ****
En fin de compte, l'intégration de remèdes naturels et de suppléments à base de plantes s'aligne sur une approche holistique du bien-être. Nous discuterons de la manière dont la perspective holistique reconnaît l'interdépendance des aspects physiques, émotionnels et spirituels de la santé. En adoptant le bien-être holistique, vous pouvez créer un environnement harmonieux et équilibré qui soutient l'élasticité et la vitalité de votre buste.

****Consultation avec des professionnels de la santé****

Tout au long de ce chapitre, nous insistons sur l'importance de consulter des professionnels de la santé avant d'introduire des suppléments ou des remèdes à base de plantes dans votre routine. Leur expertise peut vous aider à faire des choix éclairés qui correspondent à vos besoins et objectifs de santé individuels.

En explorant le monde des remèdes naturels et des suppléments à base de plantes, vous comprendrez comment ces pratiques traditionnelles peuvent potentiellement contribuer à la santé et à l'élasticité du buste. En abordant le support à base de plantes avec pleine conscience, considération et une perspective holistique, vous pouvez créer une approche complète pour maintenir la santé et la vitalité de votre buste.

Chapitre 10 : Interventions chirurgicales et médicales

Dans ce chapitre, nous plongeons dans le domaine des interventions chirurgicales et médicales en tant qu'options pour traiter la santé, l'apparence et l'élasticité du buste. Alors que les chapitres précédents se sont concentrés sur les approches naturelles et de style de vie, il est important de reconnaître que les interventions médicales peuvent également jouer un rôle dans l'amélioration de l'élasticité du buste. Nous explorerons diverses options chirurgicales et médicales, leurs avantages potentiels, leurs considérations et l'importance d'une prise de décision éclairée.

Introduction aux interventions chirurgicales et médicales

Nous commençons par donner un aperçu des interventions chirurgicales et médicales disponibles pour les personnes cherchant à améliorer ou à améliorer la santé et l'élasticité du buste. Des interventions chirurgicales aux traitements mini-invasifs, nous discuterons de la gamme d'options disponibles et de leurs résultats potentiels.

**** Chirurgie d'augmentation et de réduction mammaire ****

Nous explorerons la chirurgie d'augmentation mammaire, qui consiste à augmenter la taille des seins à l'aide d'implants ou de transfert de graisse. De plus, nous discuterons de la chirurgie de réduction mammaire, qui vise à réduire la taille des seins et à améliorer le confort. Les deux procédures peuvent avoir un impact sur l'apparence du buste et la distribution du tissu mammaire.

****Chirurgie de lifting mammaire (mastopexie)****

La chirurgie de lifting des seins, également connue sous le nom de mastopexie, est une procédure conçue pour soulever et remodeler les seins affaissés. Nous discuterons de la façon dont cette chirurgie peut résoudre les problèmes liés à l'élasticité du buste, en particulier dans les cas où un affaissement s'est produit en raison de facteurs tels que la grossesse, la perte de poids ou le vieillissement.

****Lipofilling et transfert de graisse****

Le lipofilling, ou transfert de graisse, consiste à utiliser les propres cellules graisseuses d'une personne pour améliorer la taille et la forme des seins. Nous explorerons comment cette procédure peu invasive peut avoir un impact sur l'apparence du buste et potentiellement contribuer à l'élasticité du buste.

Traitements et procédures non chirurgicaux

Au-delà des options chirurgicales, nous discuterons des traitements et des procédures non chirurgicaux qui peuvent améliorer la santé et l'élasticité du buste. Ceux-ci peuvent inclure la thérapie par ultrasons, les traitements par radiofréquence et les thérapies au laser. Nous explorerons leurs avantages potentiels, leurs mécanismes et leurs considérations.

** Considérations du patient et prise de décision **

Prendre la décision de subir une intervention chirurgicale ou médicale est un choix important. Nous discuterons de considérations importantes telles que la candidature, les risques, les avantages, la récupération et les résultats attendus. Nous soulignerons l'importance d'une recherche approfondie, d'une consultation avec des professionnels qualifiés et d'une prise de décision éclairée.

** Approche holistique des interventions **

Nous explorerons comment les interventions chirurgicales et médicales peuvent être intégrées dans une approche holistique du bien-être. Bien que ces interventions offrent des avantages spécifiques, elles sont plus efficaces lorsqu'elles sont associées à d'autres facteurs tels que le mode de vie, les soins de la peau et l'exercice. Une approche globale soutient la santé et la vitalité à long terme du buste.

Consultation avec des professionnels de la santé

Tout au long de ce chapitre, nous insistons sur l'importance cruciale de consulter des professionnels de la santé qualifiés. Que vous envisagiez une intervention chirurgicale ou des traitements non chirurgicaux, une consultation approfondie vous assure de recevoir des informations précises, des recommandations personnalisées et une compréhension claire des options disponibles.

** Approche personnalisée et autonomisation **

Le parcours de chaque individu est unique et il n'existe pas de solution unique. Nous vous encourageons à tenir compte de vos objectifs personnels, de vos préférences et de votre état de santé lorsque vous envisagez des interventions chirurgicales et médicales. En adoptant une approche responsabilisée et informée, vous pouvez faire des choix qui correspondent à vos aspirations en matière de santé et d'élasticité du buste.

En explorant le monde des interventions chirurgicales et médicales, vous découvrirez les options potentielles disponibles pour améliorer la santé et l'élasticité du buste. En abordant ces interventions avec une attention particulière, une consultation et une perspective holistique, vous pouvez faire des choix qui soutiennent vos objectifs individuels et contribuent à votre bien-être général.

Chapitre 11 : Adopter la positivité corporelle et prendre soin de soi

Dans ce dernier chapitre, nous nous concentrons sur les aspects émotionnels et psychologiques de la santé et de l'élasticité du buste. Adopter la positivité corporelle et pratiquer les soins personnels sont des éléments fondamentaux du bien-être général qui ont un impact direct sur la façon dont vous percevez, prenez soin et nourrissez votre corps. En favorisant une relation positive avec votre corps et en privilégiant les pratiques de soins personnels, vous pouvez améliorer l'élasticité de votre buste et contribuer à une vie plus saine et plus épanouie.

Comprendre la positivité corporelle

Nous commençons par explorer le concept de positivité corporelle - un mouvement qui favorise l'acceptation de soi, l'amour de soi et l'appréciation de tous les types de corps. Nous discuterons de l'importance de reconnaître et de remettre en question les normes de beauté sociétales qui peuvent influencer l'image corporelle. Adopter la positivité corporelle vous encourage à célébrer le caractère unique de votre corps et à cultiver une perception de soi positive.

Image corporelle et santé du buste

Nous verrons comment l'image corporelle influence non seulement votre bien-être émotionnel, mais également votre santé physique, y compris l'élasticité du buste. Une image corporelle négative et l'autocritique peuvent contribuer au stress, qui à son tour peut avoir un impact sur l'équilibre hormonal et la santé globale. En favorisant une image corporelle positive, vous créez un environnement favorable à la santé du buste et à la vitalité globale.

Le rôle des soins personnels dans la santé du buste

Les soins personnels englobent une gamme de pratiques qui donnent la priorité à votre bien-être mental, émotionnel et physique. Nous explorerons comment les rituels de soins personnels, tels que la pleine conscience, la méditation, la journalisation et passer du temps dans la nature, peuvent avoir un impact positif sur les niveaux de stress, la régulation hormonale et, finalement, la santé du buste. S'engager dans des activités régulières de soins personnels favorise le bien-être général du corps, y compris la zone du buste.

** Cultiver l'amour de soi et la confiance **

Nous discuterons de stratégies pour cultiver l'amour de soi et la confiance en soi, qui sont des composantes essentielles d'une image corporelle saine. Embrasser les affirmations de soi, la gratitude et le discours intérieur positif peut contribuer à un sentiment d'autonomisation et d'appréciation de la résilience et de l'unicité de votre corps.

Surmonter les schémas de pensée négatifs

Les schémas de pensée négatifs peuvent saper la positivité corporelle et les efforts de soins personnels. Nous explorerons des techniques pour défier et recadrer les pensées négatives liées à l'image corporelle. En adoptant une perspective plus compatissante et réaliste, vous pouvez libérer l'autocritique et créer un état d'esprit plus stimulant.

** Alimentation consciente et alimentation intuitive **

Une alimentation consciente et une alimentation intuitive impliquent de prêter attention aux signaux de votre corps et de répondre à ses besoins avec gentillesse. Nous discuterons de la manière dont ces pratiques peuvent favoriser une relation saine avec la nourriture et contribuer à l'équilibre hormonal, à la digestion et au bien-être général, y compris la santé du buste.

Célébrer le voyage de votre corps

Adopter la positivité corporelle implique de reconnaître et de célébrer le parcours de votre corps et les expériences qui l'ont façonné. Nous discuterons de l'importance de reconnaître les changements que votre corps a traversés et d'apprécier sa résilience. Cette perspective contribue à un sentiment d'acceptation et de gratitude pour votre corps, y compris votre buste.

Bien-être holistique et santé émotionnelle

Enfin, nous explorerons l'interdépendance de la santé émotionnelle et du bien-être physique. En donnant la priorité au bien-être émotionnel, vous créez un environnement qui a un impact positif sur l'équilibre hormonal, les niveaux de stress et la santé globale. Une approche holistique qui nourrit à la fois vos besoins émotionnels et physiques contribue à l'élasticité et à la vitalité de votre buste.

** Embrasser votre voyage unique **

Dans ce chapitre, nous vous encourageons à embrasser votre voyage unique vers la santé et l'élasticité du buste. En pratiquant la positivité corporelle, les soins personnels et en cultivant une relation d'amour avec votre corps, vous pouvez créer un environnement harmonieux et stimulant qui soutient votre bien-être dans tous les aspects de la vie.
En explorant les concepts de positivité corporelle et de soins personnels, vous obtiendrez des informations précieuses sur la façon dont ces pratiques contribuent à la santé, à l'élasticité et au bien-être général du buste. En favorisant une relation positive et compatissante avec votre corps, vous vous lancez dans un voyage d'autonomisation, de découverte de soi et de vitalité durable.

Chapitre 12 : Maintenance et stratégies à long terme

Dans le dernier chapitre du livre, nous nous concentrons sur l'entretien et les stratégies à long terme pour préserver l'élasticité, la santé et l'apparence de votre buste. Tout comme des soins constants sont essentiels pour le bien-être général, une attention continue à la santé du buste est cruciale pour maintenir les résultats que vous avez obtenus et favoriser une vitalité durable. Nous discuterons d'une gamme de pratiques, d'habitudes et de considérations qui vous aideront à maintenir vos efforts et à continuer à profiter des avantages d'une meilleure élasticité du buste.

Créer une routine durable

Nous commençons par souligner l'importance de créer une routine durable qui correspond à votre style de vie et à vos objectifs. Nous explorerons comment la cohérence des soins de la peau, de l'exercice, de la nutrition et d'autres aspects des soins du buste contribue aux résultats à long terme. Construire des habitudes que vous pouvez maintenir au fil du temps garantit que vos efforts pour améliorer l'élasticité du buste restent efficaces.

**** Auto-évaluation régulière du buste ****

Nous discuterons de la valeur d'une auto-évaluation régulière comme moyen de suivre les changements dans la santé et l'apparence du buste. En évaluant périodiquement l'élasticité, la texture de la peau et le bien-être général de votre buste, vous pouvez identifier tout changement ou préoccupation et ajuster votre routine en conséquence. L'auto-évaluation vous permet d'aborder de manière proactive tout changement et de continuer à prendre soin de la santé de votre buste.

****Adaptation aux étapes de la vie****

Tout au long de la vie, votre corps subit divers changements qui peuvent avoir un impact sur la santé du buste. Nous explorerons comment différentes étapes de la vie, telles que la puberté, la grossesse, la ménopause et le vieillissement, peuvent influencer l'élasticité et l'apparence du buste. Nous discuterons des stratégies pour adapter votre routine de soins pour tenir compte de ces transitions et maintenir la santé du buste à chaque étape.

****Intégrer les enseignements des chapitres précédents****

Nous reviendrons sur les principaux points à retenir des chapitres précédents du livre et discuterons de la manière de les intégrer à votre routine de maintenance continue. Qu'il s'agisse de pratiques de soins de la peau, de routines d'exercices, d'amélioration de la posture ou du bien-être émotionnel, chaque aspect contribue à la santé globale et à l'élasticité de votre buste.

50

Consultants professionnels au besoin

Des consultations régulières avec des professionnels de la santé, tels que des dermatologues, des experts en conditionnement physique, des nutritionnistes et des gynécologues, restent précieuses tout au long de votre parcours. Nous discuterons de la façon dont la recherche de conseils et d'évaluations d'experts peut vous aider à affiner votre approche et à vous assurer que vous êtes sur la bonne voie pour maintenir la santé et l'élasticité de votre buste.

** État d'esprit à long terme et patience **

Maintenir la santé et l'élasticité du buste est un engagement à long terme qui nécessite de la patience et un état d'esprit positif. Nous explorerons comment cultiver une perspective à long terme et embrasser le parcours - avec ses hauts et ses bas - contribue à des résultats durables. En reconnaissant que les changements prennent du temps, vous pouvez rester motivé et concentré sur vos objectifs.

** Célébrer le progrès et les rituels de soins personnels **

Nous discuterons de l'importance de célébrer vos progrès et les jalons en cours de route. Les rituels de soins personnels, qu'il s'agisse d'un bain relaxant, d'une gâterie spéciale ou d'un moment de pleine conscience, contribuent au bien-être émotionnel et favorisent un sentiment d'accomplissement. Célébrer vos efforts renforce votre motivation à continuer à prendre soin de la santé de votre buste.

Communauté de soutien et responsabilité

Avoir une communauté ou un partenaire qui vous soutient peut renforcer votre engagement à maintenir la santé de votre buste. Nous explorerons comment le partage de vos objectifs, de vos progrès et de vos défis avec les autres peut vous apporter responsabilité, encouragement et sentiment de camaraderie. Se connecter avec des personnes partageant les mêmes idées peut rendre le voyage plus agréable et enrichissant.

Parcours de soins personnels tout au long de la vie

Enfin, nous réfléchirons à la façon dont le maintien de la santé et de l'élasticité du buste fait partie d'un voyage plus large de soins personnels et de bien-être. En adoptant une approche holistique de la santé, vous investissez dans votre vitalité et votre qualité de vie globales. Votre engagement envers les soins personnels et l'entretien est une expression continue de l'amour de soi et de l'autonomisation.

En vous engageant sur la voie de l'entretien et des stratégies à long terme, vous comprendrez mieux comment des soins constants, une adaptation et un état d'esprit positif contribuent à la santé et à l'élasticité durables de votre buste. En adoptant ce voyage comme une partie intégrante de votre vie, vous pouvez continuer à profiter des avantages d'une vitalité et d'un bien-être général accrus pour votre buste.